BEI GRIN MACHT SICH IHR WISSEN BEZAHLT

- Wir veröffentlichen Ihre Hausarbeit,
  Bachelor- und Masterarbeit

- Ihr eigenes eBook und Buch -
  weltweit in allen wichtigen Shops

- Verdienen Sie an jedem Verkauf

Jetzt bei www.GRIN.com hochladen und kostenlos publizieren

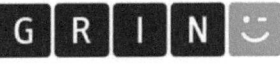

Simon Maiwald, Tim Rabaschus

Propriozeptionstraining nach Inversionstrauma

Eine geeignete Form zu Verhinderung eines Rezidivs?

GRIN Verlag

Bibliografische Information der Deutschen Nationalbibliothek:

Die Deutsche Bibliothek verzeichnet diese Publikation in der Deutschen National-bibliografie; detaillierte bibliografische Daten sind im Internet über http://dnb.d-nb.de/ abrufbar.

Dieses Werk sowie alle darin enthaltenen einzelnen Beiträge und Abbildungen sind urheberrechtlich geschützt. Jede Verwertung, die nicht ausdrücklich vom Urheberrechtsschutz zugelassen ist, bedarf der vorherigen Zustimmung des Verlages. Das gilt insbesondere für Vervielfältigungen, Bearbeitungen, Übersetzungen, Mikroverfilmungen, Auswertungen durch Datenbanken und für die Einspeicherung und Verarbeitung in elektronische Systeme. Alle Rechte, auch die des auszugsweisen Nachdrucks, der fotomechanischen Wiedergabe (einschließlich Mikrokopie) sowie der Auswertung durch Datenbanken oder ähnliche Einrichtungen, vorbehalten.

Impressum:

Copyright © 2011 GRIN Verlag GmbH
Druck und Bindung: Books on Demand GmbH, Norderstedt Germany
ISBN: 978-3-656-08638-3

Dieses Buch bei GRIN:

http://www.grin.com/de/e-book/183954/propriozeptionstraining-nach-inversions-trauma

GRIN - Your knowledge has value

Der GRIN Verlag publiziert seit 1998 wissenschaftliche Arbeiten von Studenten, Hochschullehrern und anderen Akademikern als eBook und gedrucktes Buch. Die Verlagswebsite www.grin.com ist die ideale Plattform zur Veröffentlichung von Hausarbeiten, Abschlussarbeiten, wissenschaftlichen Aufsätzen, Dissertationen und Fachbüchern.

Besuchen Sie uns im Internet:

http://www.grin.com/

http://www.facebook.com/grincom

http://www.twitter.com/grin_com

Ist Propriozeptionstraining eine geeignete Form zur Verhinderung eines Rezidivs nach Inversionstrauma des oberen Sprunggelenks bei Sportlern?

Does proprioception training bring down the rate of recurrent ankle sprain injuries in athletes?

Bachelorarbeit

---

vorgelegt von

Simon Maiwald und Tim Rabaschus.

Freiburg im Breisgau, am 6. September 2011.

Hogeschool Fysiotherapie, Thim van der Laan, Utrecht.

Vorwort

Das Vorwort dieser Arbeit wollen wir dazu nutzen, allen zu danken, die uns während des Studiums unterstützt haben.

Vielen Dank!

Freiburg, im September 2011.

Zusammenfassung

Ziel

Ziel der vorliegenden Analyse war es, den Effekt von Propriozeptionstraining auf die Rezidivhäufigkeit nach Inversionstrauma bei Sportlern festzustellen.

Methode

Es wurde eine Literaturrecherche in den Datenbanken PUBmed und PEDro durchgeführt, die alle Artikel bis Februar 2011 berücksichtigte. Es wurden jene Artikel in die Analyse einbezogen, die die Ein- und Ausschlusskriterien erfüllen. Alle in den einzelnen Studien untersuchten Teilnehmer waren aktive Sportler und hatten mindestens ein erlittenes Inversionstrauma in ihrer Krankengeschichte. Es wurden gleichermaßen Männer und Frauen in jedem Alter berücksichtigt. Ausgeschlossen wurden Artikel, die älter als 10 Jahre waren und Artikel, in denen die untersuchten Teilnehmer keine Sportler waren oder noch kein Inversionstrauma erlitten haben. Es wurden nur Artikel berücksichtigt, die mindestens eine Form von Propriozeptionstraining im Vergleich zu einer anderen Behandlungsform oder keiner Behandlung verglichen.

Ergebnis

Sechs von 7 relevanten Artikeln lassen die Feststellung zu, dass propriozeptives Training die Rezidivrate nach Inversionstrauma bei Sportlern senkt. Nachteil in vielen Artikeln war der Vergleich zu keiner Behandlungsform.

Konklusion

Es kann durch signifikante Ergebnisse behauptet werden, dass propriozeptives Training die Rezidivrate nach Inversionstrauma bei Sportlern senkt. Dennoch sind weitere Untersuchungen notwendig, die Propriozeptionstraining mit gleichwertigen Behandlungsstrategien vergleichen, um den Stellenwert von Propriozeptionstraining eindeutig zu klären.

Abstract

Objective

A review was undertaken to assess the benefit of proprioceptive training after ankle sprain in sports athletes to bring down the rate of recurrences.

Methods

Articles have been searched via PUBmed and PEDro till february 2011. All articles were included, that fullfilled the eligibilty criteria for this analyse. Within the literature all subject had to perform any sports and they had almost one ankle sprain in their history. Included were women and men at all ages. We excluded the studies older than 10 years. Exlusion criteria was also specified to the participants in all studies, when participants did not participate in any sports or had no ankle sprain in their history.

Only articles were read, which investigate at least one kind of balance or proprioceptive training compared to another form of treatment or no treatment.

Results

6 out of 7 articles pander to the fact that proprioceptive training is able to bring down the rate of recurrency on ankle sprains in sports athletes. Loss of most articles was the comparison of proprioceptive training to no treatment.

Conclusion

There was significance on the fact that the use of proprioceptiv training can reduce the recurrences of ankle sprains in athletes. Nevertheless further investigation has to be performed to pinpoint the use of proprioceptive training compared to other kind of treatments.

Inhaltsverzeichnis

Seite

Vorwort

Zusammenfassung

1. Einleitung 6

1.1 Hintergrund 6

1.2 Zielsetzung 6

1.3 Fragestellung 7

1.4 Methode 7

1.5 Pedro Bewertung 14

1.6 Vorschau 15

2. Das Inversionstrauma 16

3. Resultate 19

3.1 Zusammenfassung der 19
Artikel

3.2 Designtabelle 24

3.3 Ergebnistabelle 28

4. Diskussion 32

5. Konklusion 35

6. Bibliographie 37

1. Einleitung

1.1 Hintergrundinformationen

In Deutschland verletzen sich jährlich 1,25 Millionen Menschen bei sportlichen Aktivitäten. Führend voran geht hierbei mit 27% eine Verletzung des Sprunggelenks, was zumeist ein Inversionstrauma bedeutet. Nach der erstmaligen Inzidenz eines Inversionstraumas besteht ein erhöhtes Risiko der selbigen Verletzung (Mohammadi, 2007). Inversionstraumata im oberen Sprunggelenk sind in vier von fünf Fällen Rezidivverletzungen. Die erstmalige Verletzung ist somit das größte Risiko einer Wiederverletzung. Gerade im Hochleistungssport kommt einer möglichen chronischen Rezidivinstabilität besondere Bedeutung zu (Schwitalle, 2010).

Dies begründete für Sportmediziner und Physiotherapeuten die Notwendigkeit nach einer Evidence Based Therapieform zu suchen, die es möglich macht das Rezidivrisiko zu senken.

Es wurde festgestellt, dass eine optimale Behandlungsstrategie der lateralen Kapselbandruptur am Sprunggelenk individuell hinsichtlich der sportlichen Aktivität eines Patienten festgelegt werden muss, aber chronisch instabile Sprunggelenke zunächst alle konservativ mit propriozeptivem Training und mit äußeren Stabilisierungshilfen behandelt werden (Lohrer, Alt, Gollhofer & Rappe, 2006).

Im klinischen Alltag hat sich ein propriozeptives Training in der Nachbehandlung von Inversionstraumata etabliert. Die der empirisch begründeten Therapiewahl zu Grunde liegende Evidenz soll mit dieser Arbeit geprüft werden.

1.2 Zielsetzung

Mit dieser Arbeit soll aufgedeckt werden, ob Propriozeptionstraining die optimale Möglichkeit der konservativen Versorgung von Inversionstraumata des Sprunggelenks darstellt.

Als Vergleichsparameter wird dabei die Häufigkeit einer Rezidivverletzung bei Propriozeptionstraining und anderen, oder keinen Interventionsformen verglichen.

Durch die Veröffentlichung eines Artikels in einer deutschen Physiotherapiezeitschrift, der die Ergebnisse in einem sachlichen Zusammenhang präsentiert, soll eine große Zahl an Physiotherapeuten angesprochen werden.

Die Frage, ob Propriozeptionstraining nach Inversionstrauma am Sprunggelenk die Rezidivwahrscheinlichkeit verringert, soll auf Grundlage dieser Literaturanalyse beantwortet werden.

1.3 Fragestellung

Wie wirkt sich propriozeptives Training im Vergleich zu anderen Interventionsformen nach Inversionstrauma des oberen Sprunggelenks bei Sportlern auf die Rezidivrate aus ?

1. 4 Methodik

Die Literaturrecherche erfolgte systematisch in den zwei Datenbanken PubMed und PEDro im Zeitraum von Oktober 2010 bis Februar 2011.

Die durch beide Datenbanken erzielten Ergebnisse wurden auf ihre Eignung hin untersucht. Der ausschlaggebende Faktor für den Einschluss der Studien in die Analyse war eine hohe Übereinstimmung mit der gegebenen Fragestellung.

Es wurden folgende Einschlusskriterien festgelegt:

Die Studien mussten Sportler untersuchen, Inversionstraumata als grundlegende Pathologie aufzeigen, im Outcome Bezug auf die Rezidivhäufigkeit nehmen und mindestens eine Interventionsform in Form von Propriozeptionstraining anwenden.

Es wurden Studien berücksichtigt, die auf Englisch, Deutsch, Französisch oder Spanisch veröffentlicht wurden.

Ausgeschlossen werden Studien, die älter als 10 Jahre sind und keine Sportler in den untersuchten Gruppen zeigen. Ebenfalls ausgeschlossen werden Studien die in einer anderen Sprache wie Englisch, Deutsch, Französisch oder Spanisch veröffentlicht wurden.

Einschlusskriterien	Ausschlusskriterien
- Ergebnis nimmt Bezug auf die Rezidivhäufigkeit.	- Zeigt keine Sportler innerhalb der untersuchten Gruppen.
- Sportler werden untersucht.	- Andere Sprache in der Veröffentlichung wie Englisch, Deutsch, Französisch oder Spanisch.
- Interventionsform zeigt eine Form von Propriozeptionstraining.	
- Veröffentlichung in Englisch, Deutsch, Französisch oder Spanisch.	- Artikel ist älter als 10 Jahre.
- Artikel ist nicht älter als 10 Jahre.	

Tafel 1 Eigene Ein- und Ausschlusskriterien

Zuerst wurde die PubMed Datenbank ausgewertet. Es erfolgten drei Recherchen, deren Unterschied in der Wahl und Kombination der Suchwörter lag. Für eine maximale Ergebniszahl wurde die MeSH Datenbank zu den Suchwörtern befragt.

„Proprioception Training" kann analog zu „Balance Training" verwendet werden, „Ankle Sprain" wird in weiteren Suchen mit „Inversion" ersetzt und „Sports" wird in einer weiteren Suche mit „Athletes" ersetzt.

Durch das Variieren von Suchbegriffen wurde eine umfassende Liste an relevanten Artikeln vermutet.

Eine erste Suche in der PUBmed Datenbank mit den Suchbegriffen „ Proprioception", „Ankle Sprain", „Recurrence" lieferte 24 Ergebnisse.

Um die Relevanz für die Fragestellung zu erhöhen, wurde die Suche durch den zusätzlichen Suchbegriff „Sport" weiter eingeschränkt. Es blieben 6 Ergebnisse bestehen (Hupperets et al., 2010; Hupperets, Verhagen & van Mechelen, 2009; Hupperets, Verhagen & van Mechelen, 2008; Mohammadi, 2007; Verhagen et al., 2007; Hertel, 2002.)

Die Ergebnisse wurden anhand der Abstracts auf ihre Eignung untersucht. Nach Prüfung der Kriterien blieben 4 Studien bestehen (Hupperets et al., 2009; Hupperets et al., 2008; Mohammadi, 2007; Verhagen et al., 2007.)

Um die Wahrscheinlichkeit, weitere Studien zu finden, wurde „Balance - Training" einem „Proprioceptions Training" gleichgestellt. Es wurde dadurch eine zweite Suche in der PubMed Datenbank vollzogen, die die erste Suche ergänzen sollte. Gleichzeitig wurde der Suchbegriff zur Pathologie spezifischer gewählt. Die folgende Suche fand anhand der Suchbegriffe „ Balance Training", „Inversion", „ Ankle Sprain" und „Sport" statt. Die Suche lieferte 5 Studien (McHugh, Tyler, Mirabella, Mullaney & Nicholas, 2007; Sekir, Yildiz, Hazneci, Ors & Aydin, 2007; Willems, Delbaere, Philippaerts, de Bourdeaudhuij & de Clercq, 2005; Willems et al., 2005; Arnold & Docherty, 2004.)

Die Ergebnisse wurden durch ihre Abstracts anhand der Ein- und Ausschlusskriterien auf ihre Eignung geprüft. Es blieb eine Studie bestehen (McHugh et al., 2007).

Ein dritter Suchauftrag wurde an PubMed gesendet, in dem die Datenbank nach relevanten Studien durch eine weitere mögliche Kombination der Suchwörter befragt wurde. Die Suchwörter waren „Proprioception Training" und „Inversion".
Die Suche ergab 22 Treffer, die in ihren Abstracts nach denen zum Einschluss notwendigen Kriterien durchsucht wurden. Es blieben durch Analyse von Titel und Abstracts 6 Studien übrig (Kaminski, Buckley, Powers, Hubbard & Ortiz, 2003; McHugh, et al., 2007; McKeon et al., 2009; Mohammadi, 2007; Stasinopoulos, 2002; Willems, Witvrouw, Verstuyft, Vaes & de Clerq, 2002).

Zur Darstellung der Suchstrategie und der Ergebnisse in der PUBmed - Datenbank dient folgendes Beschlussdiagramm (Abbildung 1).

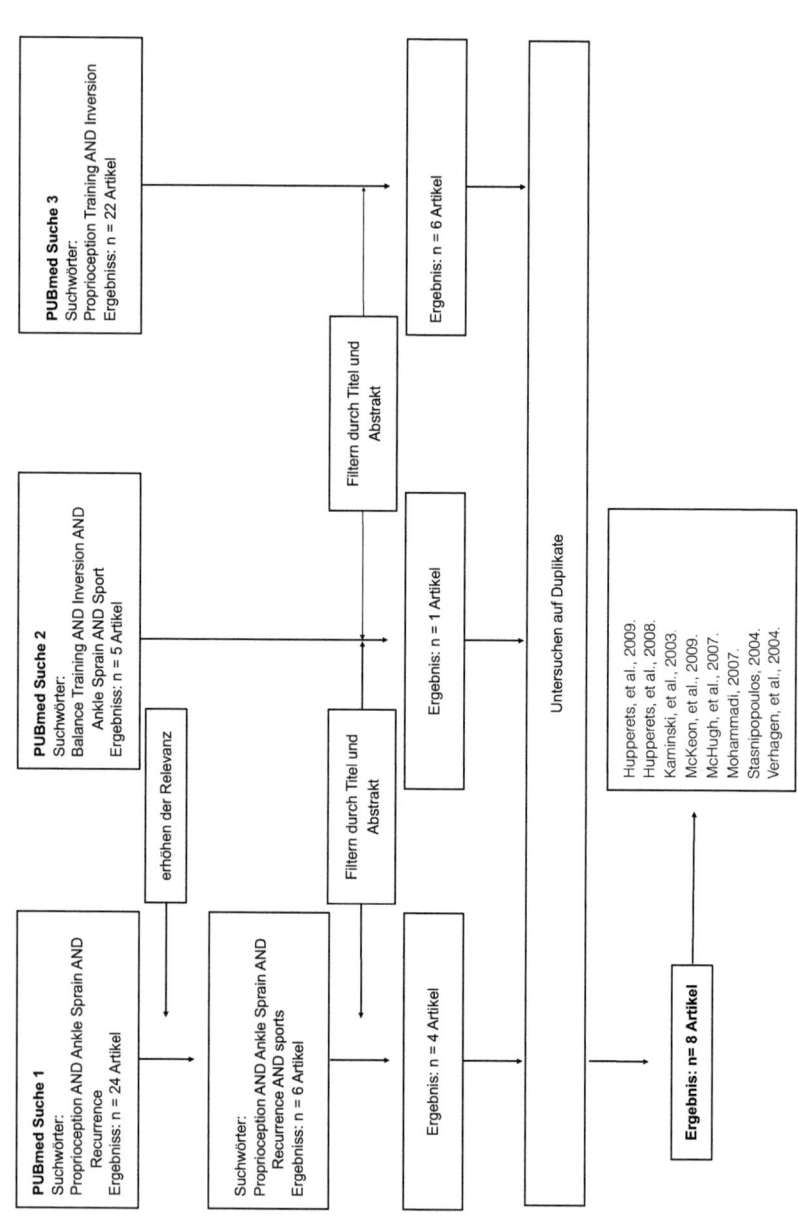

PUBmed Suche 1
Suchwörter:
Proprioception AND Ankle Sprain AND Recurrence
Ergebniss: n = 24 Artikel

PUBmed Suche 2
Suchwörter:
Balance Training AND Inversion AND Ankle Sprain AND Sport
Ergebniss: n = 5 Artikel

PUBmed Suche 3
Suchwörter:
Proprioception Training AND Inversion
Ergebniss: n = 22 Artikel

erhöhen der Relevanz

Suchwörter:
Proprioception AND Ankle Sprain AND Recurrence AND sports
Ergebnis: n = 6 Artikel

Filtern durch Titel und Abstrakt

Filtern durch Titel und Abstrakt

Ergebnis: n = 4 Artikel

Ergebnis: n = 1 Artikel

Ergebnis: n = 6 Artikel

Untersuchen auf Duplikate

Ergebnis: n= 8 Artikel

Hupperets, et al., 2009.
Hupperets, et al., 2008.
Kaminski, et al., 2003.
McKeon, et al., 2009.
McHugh, et al., 2007.
Mohammadi, 2007.
Stasnipopoulos, 2004.
Verhagen, et al., 2004.

(Abbildung 1).

Um weitere Artikel zu erhalten wurde in der folgenden Suche die PEDro Datenbank befragt. Die Suchbegriffe wurden zunächst aus der PubMed - Suche übernommen.

Die erste Suche in der PEDro Datenbank erfolgte mit den Suchtags „ Proprioception", „Ankle Sprain" und „Recurrence" und lieferte 2 Ergebnisse (Kohne et al., 2007; Mohammadi, 2007).

Nach Prüfung auf Eignung gemäß der Auswahlkriterien blieb eine Studie bestehen (Mohammadi, 2007).

Die zweite Suche wurde in der PEDro - Datenbank durch die Suchbegriffe „ Balance Training", „Inversion", „ ankle sprain" und „sport" begonnen und lieferte 1 Ergebnis (Clark & Burden, 2005).

Nach Prüfung auf Eignung anhand des Abstract und entlang der Auswahlkriterien konnte diese Studie nicht in die Analyse eingehen.

Um die Trefferzahl zu erhöhen wurde der Suchtag „Inversion" ausgelassen und die Suche erfolgte durch „Balance Training", „ Inversion" und „Sport" . Sie ergab 3 Ergebnisse. Keine der angezeigten Artikel entsprach den Einschlusskriterien, allerdings entsprach er mindestens einem Ausschlusskriterium.

Nach Abschluss der Literaturrecherche in der Pubmed Datenbank und der PEDro Datenbank wurden die extrahierten Studien manuell auf Duplikate geprüft. Die Ergebnisse wurden anhand ihrer Fulltext Version auf Eignung geprüft. Alle Studien waren geeignet und enthielten alle Einschlusskriterien und keines der Ausschlusskriterien.

Zur Darstellung der Suchstrategie und der Ergebnisse in der PEDro - Datenbank dient folgendes Beschlussdiagramm (Abbildung 2). Das anschließende Beschlussdiagramm stellt die Strategie dar, jene Studien zu extrahieren, die schließlich in die Analyse eingehen (Abbildung 3).

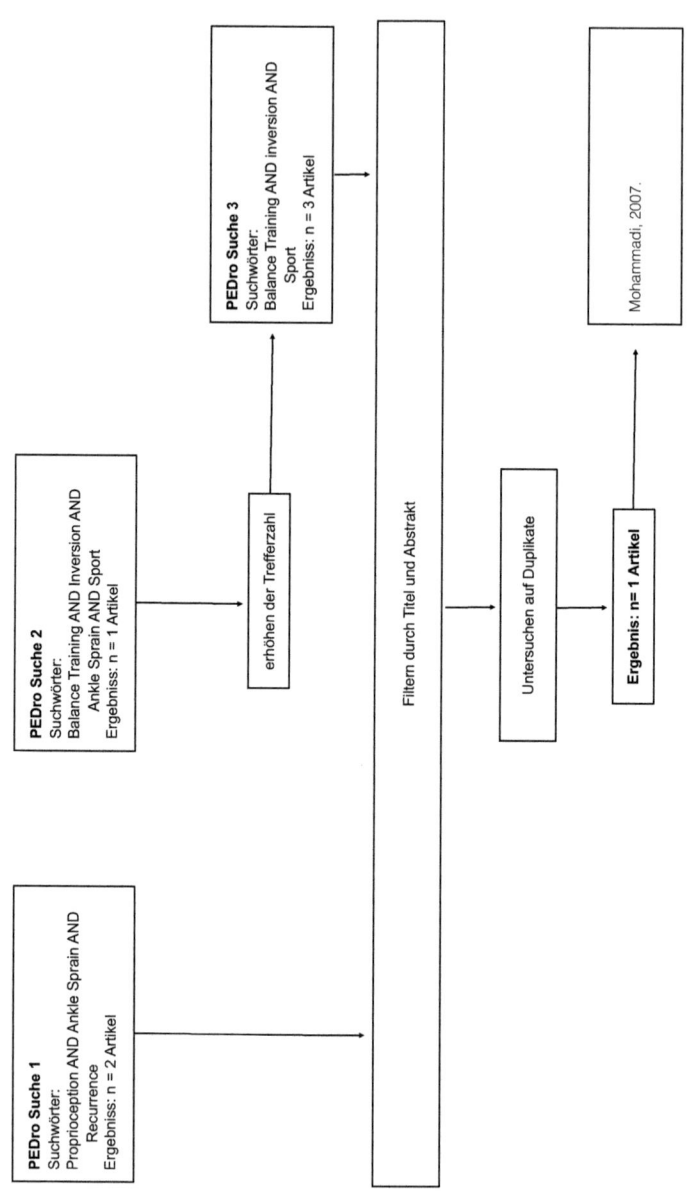

PEDro Suche 1
Suchwörter:
Proprioception AND Ankle Sprain AND Recurrence
Ergebniss: n = 2 Artikel

PEDro Suche 2
Suchwörter:
Balance Training AND Inversion AND Ankle Sprain AND Sport
Ergebniss: n = 1 Artikel

PEDro Suche 3
Suchwörter:
Balance Training AND inversion AND Sport
Ergebniss: n = 3 Artikel

erhöhen der Trefferzahl

Filtern durch Titel und Abstrakt

Untersuchen auf Duplikate

Ergebnis: n= 1 Artikel

Mohammadi, 2007.

(Abbildung 2).

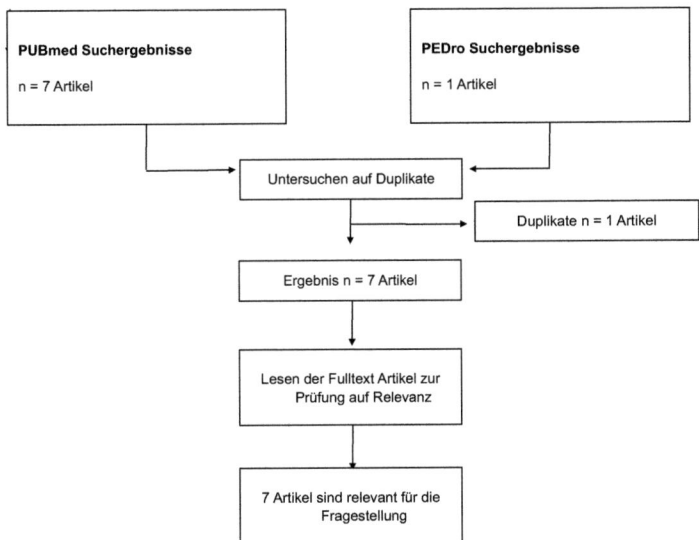

PUBmed Suchergebnisse		PEDro Suchergebnisse
n = 7 Artikel		n = 1 Artikel

Untersuchen auf Duplikate

Duplikate n = 1 Artikel

Ergebnis n = 7 Artikel

Lesen der Fulltext Artikel zur Prüfung auf Relevanz

7 Artikel sind relevant für die Fragestellung

(Abbildung 3).

1.5 PEDro - Bewertung

Anhand der Pedro Skala wurden die RCT Artikel auf ihre innere Validität geprüft, um einen Überblick über die zu Grunde liegende Methodik zu bekommen. Das Ergebnis der Prüfung ist in der folgenden Tabelle dargestellt (Tabelle 1).

	Eligibility criteria	Random allocation	Concealed allocation	Baseline comparability	Blind subjects	Blind therapists	Blind assessors	Adequate follow up	Intention-to-treat analysis	between-group comparisons	Point estimates and variability	PEDro- Score
Hupperets et al. (2009)	Ja	Ja	Ja	Ja	Nein	Nein	Ja	Ja	Ja	Ja	Ja	8/10
Kaminski et al. (2003)	Nein	Ja	Nein	Nein	Nein	Nein	Nein	Nein	Nein	Ja	Ja	3/10
McHugh et al. (2007)	Ja	Nein	Nein	Nein	Nein	Nein	Nein	Nein	Nein	Ja	Ja	2/10
McKeon et al. (2008)	Nein	Ja	Ja	Nein	Nein	Nein	Nein	Nein	Nein	Ja	Ja	4/10
Mohammadi (2007)	Ja	Ja	Ja	Ja	Nein	Nein	Nein	Ja	Ja	Ja	Ja	7/10
Stasinopoulos (2004)	Ja	Ja	Nein	Nein	Nein	Nein	Nein	Nein	Nein	Nein	Nein	1/10

1.6 Vorschau

Im folgenden Teil dieser Analyse wird ein Überblick über die Biomechanik des oberen Sprunggelenks gegeben. Das Kapitel Biomechanik soll dazu dienen, den Unfallhergang eines Inversionstraumas genau zu beschreiben. Angefügt ist diesem eine schematische Rechnung. Diese verdeutlicht mit welcher Kraft eine Bewegung erfolgen kann, bevor es zu einer traumatischen Verletzung des Sprunggelenks kommt.

Im Kapitel Resultate werden die untersuchten Artikel auf ihre Aussagen geprüft . Anliegen dieser Arbeit war es, herauszustellen, welche Interventionsformen mit einander verglichen wurden und welche Ergebnisse innerhalb der einzelnen Untersuchungen erzielt worden sind. Daten wurden extrahiert, die eine Aussage über den Einfluss auf die Rezidivrate durch die untersuchte Methode zuließen. Es wurden zwei Tabellen (Tabelle 2 & Tabelle 3) erstellt um dieses Kapitel anschaulich zu ergänzen.

Im Kapitel Diskussion wird die Vergleichbarkeit der einzelnen Untersuchungen anhand festgelegter Parameter erörtert.

Das Ergebnis der Diskussion wird in der Konklusion zusammengefasst.

2. Das Inversionstrauma

Ein Inversionstrauma setzt sich biomechanisch betrachtet aus zwei Bewegungskomponenten zusammen. Einmal der Inversion über die Bewegungsachse des unteren Sprunggelenks mit einem Normal-Ausmaß von 20°. Zum anderen aus der Vorfußverwringung also der Supination im Chopart- und Lisfranc-Gelenk um die Achse des selbigen Gelenks mit einem Normal-Ausmaß von 40°. Da die Bewegungen in beiden Gelenken nahezu immer gekoppelt sind und funktionell nie isoliert auftreten, kann man beide Bewegungen zusammenfassen und kommt somit auf ein Gesamtbewegungsausmaß von 60 ° im Vor- und Rückfuß (Schünke, M., Schulte, E., Schumacher. U., Markus, V. & Wesker, K., 2005). Von einem Inversionstrauma spricht man sobald diese Normen bei dieser Kombinationsbewegung überschritten werden. In die Definition involviert sind dabei Weichteilverletzungen.

Der Unfallmechanismus eines Inversionstraumas ist laut Cochran (1988) typischerweise eine Inversion des Vorfußes mit einer Inversion des Rückfußes.

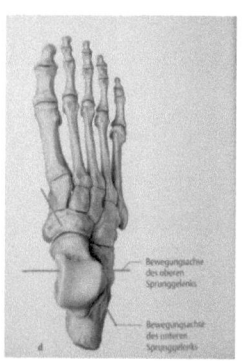
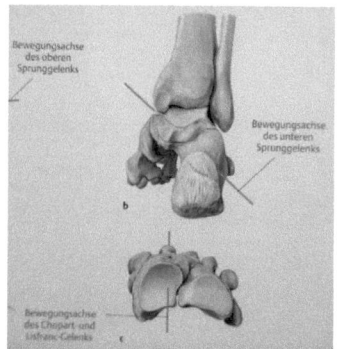
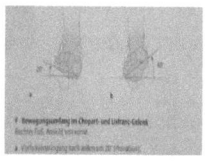

Abb. 6

Abb.4   Abb. 5

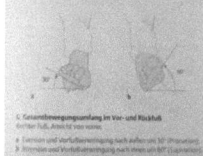

Abb. 7

(Abb. 4-7, vgl. Prometheus. Schünke et al., (2005). S. 410-411.)

Eine exemplarische biomechanische Rechnung soll zeigen welche Kräfte auf ein Sprunggelenk und die umgebenden Strukturen wirken. Diese Rechnung beschreibt nicht die komplexen Bewegungsabläufe und Kräfte in ihrer Gesamtheit, sondern ist vereinfacht.

Folgendes wird angenommen:

Betrachte einen leicht vorgebeugten Körper von 60 kg, bei dem der Schwerpunkt 2cm vor dem Sprunggelenk liegt. Es wird in der Rechnung davon ausgegangen, dass jeder Fuß die Hälfte des Körpergewichts, also 300 Newton trägt. Es wirken also 300 N (Fs) über einen Momentarm von 0,02m (dG) ein. Die Muskelkraft die diesem Moment entgegengebracht werden muss hat hier einen angenommenen Hebelarm von 0,03m (dM). Die Summe der Momente muss null ergeben. Die Unbekannte ist die Muskelkraft (Fm).

$(Fm * dM) = (Fs * dG)$

$0 = - (Fm * dM) + (Fs * dG)$

$0 = - (Fm * 0,03m) + (300N * 0,02m)$

$0 = - (Fm * 0,03m) + 6Nm$

$Fm = 6Nm / 0,03m$

$Fm = 200N$

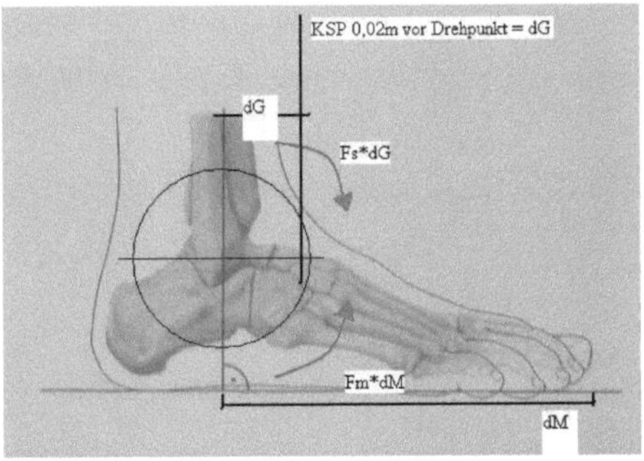

Abb. 8

(vgl. Prometheus. Schünke et al., (2005). S. 410.)

Wenn die Gewichtskraft und die Muskelkraft parallel verlaufen, wirken insgesamt 500N auf das Sprunggelenk, was 5/6 des Körpergewichts ausmacht. Es können im Sprunggelenk Kräfte wirken, die auf das fünffache des Körpergewichts ansteigen.

Aus der obigen Gleichung ist ersichtlich, dass bestimmte Risikofaktoren für ein Inversionstrauma gegeben sind. Einmal begünstigt das Körpergewicht ein Trauma, da hier die entgegengesetzte Muskelkraft proportional höher ist. Zum anderen begünstigt ein verkürzter Hebel der Muskulatur ein Inversionstrauma, da hierbei die Muskelkraft proportional höher eingesetzt werden muss um ein Kräftegleichgewicht herzustellen.

Beispiel:

(Körpergewichtskraft 1000 Newton * 0,02m) = (Fs* 0,03m)

Benötigte Muskelkraft = 666,666 N (Fs)

17

(300N * 0,02m) = (Fs * 0,01)   (verkürzter Muskelarm)

benötigte Muskelkraft = 600 N (Fs)

Aus der Gleichung geht auch hervor, dass bei Sportarten, die Sprünge und Landungen sowie schnelles Rennen und Richtungswechsel beinhalten eine erhöhte Gefahr eines Inversionstraumas besteht.

3. Resultate

Die ausgewählten Studien wurden analysiert. Ziel war herauszustellen, welche Ergebnisse die Untersuchungen erzielten und wie die erzielten Ergebnisse die Fragestellung beantworten können. Es wurde zunächst jede einzelne Studie nach ihrem Ziel befragt und innerhalb welcher Population Untersuchungen stattfanden. Die Ein- und Ausschlusskriterien wurden extrahiert und in anschaulicher Weise verdeutlicht. Im Weiteren wurden die Interventionsformen ,deren Resultate und die Messinstrumente durch welche ein Ergebnis formuliert wurde verdeutlicht. Ziel der Analyse war eine übersichtliche Darstellung relevanter Inhalte der untersuchten Artikel. Zur Übersichtlichkeit der Darstellung wurden zwei Tabellen erstellt. In der einen (Tabelle 2) wurde das Studiendesign verdeutlicht, in der anderen die Ergebnisse mit den zugehörigen p-Werte (Tabelle 3).

3. 1 Zusammenfassungen der Artikel

Hupperets et al. (2009) untersuchten die Wirkung eines selbstkontrollierten Heimübungsprogramms zum Propriozeptionstraining auf die Rezidivhäufigkeit eines Inversionstraumas bei 522 aktiven Sportlern zwischen 12 und 70 Jahren, die in den vergangenen 2 Monaten von einem Inversionstrauma berichteten. Es wurden beide Geschlechter in die Untersuchung einbezogen. Alle Teilnehmer wurden randomisiert in 2 Gruppen aufgeteilt.

Alle Teilnehmer erhielten eine individuelle Behandlung ihres Inversion Traumas, welche jede Form von Rehabilitation bedeuten durfte und auf welche das Forschungsteam keinen Einfluss nahm. Die Interventionsgruppe erhielt zusätzlich ein 8-wöchiges Heimübungsprogramm zum Propriozeptionstraining.

Anhand von Eigenangaben der erlittenen Rezidivereignisse aller Teilnehmer pro 1000 Stunden sportlicher Aktivität (n Ereignisse/ 1000h Sport) wurde festgestellt, dass ein 8-wöchiges Heimübungsprogramm zusätzlich zu einer individuellen Behandlung eine signifikante Verminderung der Rezidivwahrscheinlichkeit (1.68 Ereignisse/1000 h Sport) im Vergleich zur Kontrollgruppe (2,9 Ereignisse/1000 h Sport) zeigt.

Kaminsky et al. (2003) untersuchten die unterschiedlichen Wirkungen eines Kräftigungsprogramms zu einem Propriozeptionsübungsprogramm zu einer Kombination aus einem Kräftigungs- und Propriozeptionsübungsprogramm zu keiner Intervention auf die Rezidivrate von Inversionstraumata bei Freizeitsportlern. 38 Teilnehmer waren sportlich aktiv und konnten anhand des FAI, eines speziellen Fragebogens zur Erfassung der Sprunggelenksinstabilität (Functional Ankle Instability Questionnaire), in die Untersuchung einbezogen werden. Alle Teilnehmer wurden randomisiert in 4 Gruppen aufgeteilt.

Jedes Übungsprogramm wurde über 6 Wochen ausgeführt. Die Ergebnisse wurden anhand des isokinetischen Drehmoments gemessen, der durch den „Kin Com 125 Isocinetic Dynamometer" erfasst wurde. Es wurden keine signifikanten Verbesserungen auf den isokinetischen Drehmoment innerhalb und zwischen den Gruppen festgestellt.

Mc Hugh et al. (2007) untersuchten die Wirkung von Balance-Pad Propriozeptionstraining auf die Rezidivhäufigkeit von Inversionstraumata bei 125 High School Footballspielern. Über drei Spielsaisons wurden Footballspieler zwischen 15 und 18 Jahren untersucht, die nach Größe, BodyMassIndex (BMI) und Anzahl (0 - >1) erlittener Inversionstraumata in der Vorgeschichte in Subgruppen unterteilt wurden (Minimal-, Gering-, Moderat-, und Hoch-Risiko Gruppen, bezogen auf die Anfälligkeit ein Inversionstrauma zu erleiden. Einteilung erfolgte auf Grundlage von Untersuchungen von Tyler et al. (2006).)

Besonders interessant für die vorliegende Arbeit erscheint die Subgruppe, die als Hoch-Risiko Gruppe innerhalb der Untersuchung klassifiziert wurde und deren Teilnehmer entweder einen hohen BMI oder ein bereits erlittenes Inversionstrauma aufweisen konnten. Beiden Einschlusskriterien wurde durch das Forschungsteam ein hohes Risiko für Rezidivereignisse beigemessen.

Behandelt wurden die Teilnehmer in den Gering-, Moderat-, und Hoch-Risiko Gruppen. Keine Behandlung erfuhren die Teilnehmer der Minimal - Risiko - Gruppe.

Die Behandlung bestand aus Einbein- Balance - Training auf einem Balance - Pad und zog sich über 4 Wochen vor der kommenden Footballsaison (5 Einheiten pro Woche, à 10 Minuten, à 5 Minuten pro Bein) und über 9 Wochen während der laufenden Footballsaison (2 Einheiten pro Woche, à 10 Minuten, à 5 Minuten pro Bein) während 3 Saisonperioden.

Zur Messung der Effektivität der Behandlung wurden Outcome - Messungen mit den Baseline - Messungen verglichen. Gemessen wurde die Anzahl an Spieler, die während der Saison ein Inversionstrauma erlitten.

Das Ergebnis der Studie beschreibt eine Verminderung der Rezidivhäufigkeit um 77% in der Hoch - Risiko - Gruppe (2.2 Ereignisse/ 1000 h Belastung vor und 0.5 Ereignisse/ 1000 h Belastung nach der Behandlung).

Mc Keon et al. (2008) untersuchten den Effekt eines Balance Training Programms auf die statische und dynamische posturale Kontrolle, sowie die funktionelle Stabilität chronisch instabiler Sprunggelenke bei 36 Freizeitsportlern. Alle Teilnehmer wiesen mehr als 1 erlittenes Inversionstrauma in ihrer Krankengeschichte auf und beantworteten mehr als 4 Fragen mit „Ja" auf dem „Ankle Instability Instrument (AII)" von Docherty, et al. (2006). Alle Teilnehmer wurden in 2 Gruppen aufgeteilt.

Die Teilnehmer in der Interventionsgruppe erhielten ein vierwöchiges Balance Training Programm unter Anleitung mit dem hauptsächlich die dynamische Rumpfkontrolle im Einbeinstand beübte. Die Kontrollgruppe erhielt keine Intervention.

Zur Bewertung der Ergebnisse bezogen auf die chronische Instabilität des Sprungelenks wurden der „Functional Ankle Disability Score" (FADI) und die „FADI Sports Score" verwendet.

Zur Bewertung der Ergebnisse zur statisch und dynamischen Kontrolle wurden „Center of Pressure" (COP) Messungen durchgeführt, sowie „Time to Boundary" TTB und der „Star Excursion Balance Test" (SEBT).

Im Ergebnis wird für die Interventionsgruppe eine signifikante Verbesserung in der Sprunggelenksstabilität durch den FADI (Pretest 85.5 % / Posttest 93,7 %) und die FADI Sports Score (Pretest 69,9 % / Posttest 85,0 %) festgestellt. Innerhalb der anderen Verlaufsparameter kam es ebenfalls zu einer signifikanten Verbesserung im TTB und dem SEBT.

Mohammadi et al. (2007) untersuchten die Wirkung drei verschiedener Behandlungsstrategien auf die Rezidivhäufigkeit von Inversionstraumata bei männlichen Fußballspielern. Verglichen wurde Propriozeptionstraining zu Kräftigungstraining zu Orthesenversorgung. Eine Kontrollgruppe erhielt keine der 3 Behandlungsmöglichkeiten.

80 männliche Teilnehmer zwischen 23 und 27 Jahren erfüllten die Einschlusskriterien und berichteten über >1 Inversionstraumata und hatten keine anderen Verletzungen der unteren Extremität. Die Teilnehmer nahmen während einer Fußballsaison an der Untersuchung teil. Sie wurden randomisiert in 4 gleich große Gruppen aufgeteilt.

Die Behandlung in der Propriozeptionsgruppe wurde während einer Saison täglich 30 Minuten mit einem Balance Kreisel gestaltet. Die Übungen waren im Einbeinstand, mit offenen und geschlossenen Augen auszuführen. In der Kräftigungsgruppe wurden mit einem spezifischen Programm die eversionsbedingenden Muskeln gekräftigt. Die Orthesengruppe erhielt eine Aircastschiene während den Spielstunden. Die Teilnehmer der Kontrollgruppe erhielten keine Art von Behandlung.

Als Parameter wurden die Rezidivereignisse pro 1000 Stunden Fußballspielen (n Ereignisse / 1000 Spielstunden) gemessen.

Das Ergebnis der Untersuchung zeigt einen signifikanten Vorteil des Propriozeptionstraining (0.13 Ereignisse/ 1000 Spielstunden) im Vergleich zu keiner Behandlung (3.33 Ereignisse / 1000 Spielstunden) auf Rezidivrate eines Inversionstraumas.

Stasinopoulos et al. (2004) verglichen Technisches Training mit Propriozeptionstraining und Orthesenversorgung als Behandlungsformen zur Verminderung der Rezidivrate von Inversionstraumata bei weiblichen Volleyballspielerinnen. 52 Spielerinnen konnten an der Untersuchung teilnehmen und wurden randomisiert in 3 Gruppen aufgeteilt. Alle gehörten der 2. Volleyballliga Griechenlands an und hatten mindestens ein Inversionstrauma in den Saisons zwischen 1998 - 1999 wodurch sie an > 3 aufeinanderfolgenden Tagen nicht am Sport teilnehmen konnten.

Die Behandlungsstrategie sah für die Teilnehmer am technischen Training spezifisches Training der Absprung- und Landetechnik währen Angriffssituation und dem Zweimann - Block vor. Die Teilnehmer am propriozeptiven Training übten täglich 30 Minuten auf dem Balance - Board während einer ganzen Spielsaison. Die Teilnehmer der Orthesen - Gruppe wurden aufgefordert zu jedem Wettkampf und jedem Trainingsspiel während einer Saison eine Sport - Stirrup Orthese zu tragen.

Als Parameter wurde die Inzidenz der Inversionstraumata am Ende des untersuchten Zeitraums erfragt und mit dem Baseline - Parameter verglichen. Das Ergebnis der Untersuchung beschreibt in allen drei Gruppen eine Verminderung der Rezidivrate durch die unterschiedlichen Behandlungsstrategien. Nach häufigeren (>3) Inversionstraumata zeigt sich eine Überlegenheit der Effektivität von technischem Training und Propriozeptiontraining gegenüber der Orthesenversorgung zur Reduktion der Rezidivrate.

Verhagen et al. (2004) untersuchte den Effekt von propriozeptiven Balanceboard Training auf die Rezidivrate von Inversionstraumata bei Volleyballspielern der 2. und 3. griechischen Bundesliga. 116 männliche und weibliche Teilnehmerteams mit insgesamt 1127 Spielern nahmen an der Untersuchung teil, wurden randomisiert und in 2 Gruppen aufgeteilt.

Über eine Saison hinweg erhielt die Behandlungsgruppe täglich 4 Übungen aus einem festgelegten Trainingsprogramm, das insgesamt aus 14 Übungen bestand und jede Woche in seiner Intensität gesteigert wurde. Eine Übung dauerte im Durchschnitt 5 Minuten.

Als Parameter zur Vergleichbarkeit von Baseline und Outcome erhielt jeder Spieler am Saisonanfang (September 2001) einen Fragebogen zu demographischen Variablen, Partizipation im Sport und Krankengeschichte. Zur Saisonmitte und zum Saisonende wurden die gleichen Fragebögen erneut ausgeteilt.

Die Ereignisse wurden pro 1000 Spielstunden gemessen(n Ereignisse / 1000 Spielstunden).

Es wurde festgestellt, dass in der Behandlungsgruppe signifikant weniger Inversionstraumata (0.5 Ereignissen / 1000 Spielstunden), verglichen mit der Kontrollgruppe, zu finden waren (0.9 Ereignissen / 1000 Spielstunden).

3.2 Designtabelle (Tabelle 2.1 - 2.4).

Autor / Studiendesign	Teilnehmer	In- / Exklusionskriterien	Interventions-gruppe (1)	Kontrollgruppe (2)/ Zusatzgruppe (3)	Follow - Up	Messinstrument
Hupperets et al. (2009) RCT	Gesamt n = 522 Interventionsgruppe n = 256 (120w, 138m) Kontrollgruppe n = 266 (128w, 138m)	Inklusion - gesunde, aktive Sportler - Alter zw. 12 - 70 Jahre - Inversionstrauma mindestens 2 Monate vor Studienbeginn Exklusion - bei Nichtbeherrschen der niederländischen Sprache - Schwindel -Beschwerden - bei anderen zusätzlichen Diagnosen an der betroffenen Seite, z.b. Frakturen	Propriozeptionstraining Startet nach kompletter Regeneration/ Zeitpunkt zu dem Sport wieder möglich war 8 Wochen lang zusätzlich zum üblichen Training 3x/ Woche ins WarmUp integriert. Durchführung ohne Supervision, mit Balanceboard, Übungsblatt, ÜbungsDVD, und Internetinstruktion.	Kein zusätzliches Propriozeptionstraining nach konventioneller Behandlung des Inversionstraumas.	Evaluation monatlich, ein Jahr lang.	Baseline Fragebogen. Selbstbericht über Rezidiwereignisse.
Kaminski et al. (2003) RCT	Gesamt n = 38 Randomisierte Zuteilung, ohne Nennung von Teilnehmeranzahl, in 4 Gruppen.	Inklusion - Teilnehmer weisen keine mechanische Instabilität, in klinischer Untersuchung auf - übereinstimmend ausgefüllter FAI - Fragebogen	Propriozeptionstraining 6 Wochen lang. 3x / Woche	Zusatzgruppe 1 Kräftigungstraining Zusatzgruppe 2 Kräftigungs- und Propriozeptionstraining je 6 Wochen lang. 3x / Woche Kontrollgruppe keine Trainingsteilnahme	nach 6 Wochen	1. Isocinetics Dynamometer KinCom125 2. Functional Ankle Instability Questionnaire

(Tabelle 2.1)

(1) Interventionsgruppe ist jene Population innerhalb der Untersuchung, die durch Propriozeptions-/Balancetraining behandelt wird und dadurch für die Antwortfindung am meisten zu gewichten ist.
(2) Kontrollgruppe ist jene Polpulation innerhalb der Untersuchung, die am passivsten oder nicht behandelt wird.
(3) Zusatzgruppe ist jene Population innerhalb der Untersuchung, die durch andere aktiver als die Kontrollgruppe aber nicht ausschließlich mit Propriozeptions-/Balancetraining behandelt wird.

Autor / Studiendesign	Teilnehmer	In- / Exklusionskriterien	Interventionsgruppe (1)	Kontrollgruppe (2)/ Zusatzgruppe (3)	Follow - Up	Messeinstrument
McHugh et al. (2007) Kohorten Studie Level of Evidence 2	Gesamt n = 125	Inklusion - aktive Fußballspieler - Alter zw. 15 - 18 Jahre	Propriozeptionstraining 4 Wochen lang, 5x / Woche, 5 min pro Bein pro Tag		1. Follow-Up nach einer Saison mit n=79 Spielern. 2. Follow-Up nach zwei Saisons mit n=42 Spielern. 3. Follow-Up nach 3 Saisons mit n=4 Spielern.	1. Selbstbericht über Inversionstraumen. 2. Body Mass Index (BMI)
McKeon et al. (2008) RCT	Gesamt n = 31 Interventionsgruppe n = 16 (10w, 6m) Kontrollgruppe n = 15 (9w, 6m)	Inklusion - Selbstbericht über chronische OSG-Instabilität mit >1 Inversionstraumen in der Vorgeschichte. - Instabilitätsgefühl im OSG und mindestens 4 mit "Ja" beantwortete Fragen im Ankle-Disability-Index (FAI) Exklusion - sonstige Erkrankungen an der unteren Extremität - Operationen an der unteren Extremität - Gleichgewichtsstörungen - Diabetes - Neuropathien oder das Gleichgewicht beeinträtigende Erkrankungen.	Balance - Training 12 supervisierte Trainingseinheiten 4 Wochen lang, 3x / Woche 20 min.	kein Balancetraining	4 Wochen	1. Selbstbericht über Rezidivereignisse. 2. FADI 3. FADI Sport Skala 4. COP 5. Time to bondary Test (TTB) 6. Star Excursion Balance Test (SEBT) 7. Accuway Plus Force Plate

(1) Interventionsgruppe ist jene Population innerhalb der Untersuchung, die durch Propriozeptions-/Balancetraining behandelt wird und dadurch für die Antwortfindung am meisten zu gewichten ist.
(2) Kontrollgruppe ist jene Population innerhalb der Untersuchung, die am passivsten oder nicht behandelt wird.
(3) Zusatzgruppe ist jene Population innerhalb der Untersuchung, die durch andere aktiver als die Kontrollgruppe aber nicht ausschließlich mit Propriozeptions-/Balancetraining behandelt wird.

(Tabelle 2.2)

(Tabelle 2.3)

Autor / Studiendesign	Teilnehmer	In- / Exklusionskriterien	Interventionsgruppe (1)	Kontrollgruppe (2)/ Zusatzgruppe (3)	Follow - Up	Messinstrument
Mohammadi (2007) RCT Level of Evidence 1	Gesamt n = 80 Interventionsgruppe n = 20 Zusatzgruppe 1 n = 20 Zusatzgruppe 2 n = 20 Kontrollgruppe n = 20	Inklusion - männlicher Fussballspieler mit einem Inversionstrauma, rechts oder links Exklusion - Fussballspieler die andere pathologische Ereignisse an der unteren Extremität in ihrer Krankengeschichte zeigen.	Propriozeptionstraining 30 Minuten / Training Jedes Training während einer Saison mit vorgeschriebenen Variationen	Zusatzgruppe1 isometrische und dynamische Kräftigungsübungen der evertorischen Muskulatur Zusatzgruppe 2 Aircast - Schienen versorgung während des Trainings und der Spiele. Kontrollgruppe keine Behandlung	Nach einer Fussballsaison ab Inversionstrauma.	1. Selbstbericht über Rezidivereignisse. 2. Statistisch - ANOVA - Chi-Quadrant-Verteilung - Exakter Test nach Fischer
Stasinopoulos (2004) RCT	Gesamt n = 52 Interventionsgruppe n= 17 Zusatzgruppe n = 18 Kontrollgruppe n = 17	Inklusion - erlittenes Inversionstrauma, welches voll rehabilitiert ist und schmerzfrei im Sport	Propriozeptionstraining 30 Minuten / Tag während eine Saison mit Balance Board.	Zusatzgruppe 1 Technisches Training für kritische Situationen, bes. springen und landen Kontrollgruppe Orthesen - Versorgung	Nac einer Saison.	Selbstbericht über Rezidivereignisse.

(1) Interventionsgruppe ist jene Population innerhalb der Untersuchung, die durch Propriozeptions--Balancetraining behandelt wird und dadurch für die Antwortfindung am meisten zu gewichten ist.
(2) Kontrollgruppe ist jene Polpulation innerhalb der Untersuchung, die am passivsten oder nicht behandelt wird.
(3) Zusatzgruppe ist jene Population innerhalb der Untersuchung, die durch andere aktiver als die Kontrollgruppe aber nicht ausschließlich mit Propriozeptions--Balancetraining behandelt wird.

Autor / Studiendesign	Teilnehmer	In- / Exklusions-kriterien	Interventions-gruppe (1)	Kontrollgruppe (2)/ Zusatzgruppe (3)	Follow - Up	Messinstrument
Verhagen et al. (2004) Prospective Controlled Study	Gesamt n = 1127 Interventionsgruppe n = 641 (66 Teams) Kontrollgruppe n = 486 (50 Teams)	Inklusion - Das Team trainiert im üblichen Training nicht bereits die Sprunggelenks-Stabilität	Propriozeptionstraining 4x / Woche 14 Basisübungen und 4 vorgeschriebene Variationen mit Balance Board.	Kein zusätzliches Propriozeptionstraining zum üblichen Training.	1. Follow-Up im 5. Monat 2. Follow-Up im 9. Monat	1. Selbstbericht über Rezidivereignisse, gemessen in Anzahl pro 1000h Stunden Trainings-/Spielzeit. 2. Fragebogen zur Trainings-/Spielzeit und individuellen Teilnahme.

(Tabelle 2.4)

3.3 Ergebnistabelle (Tabelle 3.1 - 3.4).

Autor / Studiendesign	Interventions-gruppe (1)	Kontrollgruppe (2)/ Zusatzgruppe (3)	Messinstrument	Resultate	p-Wert
Hupperets et al. (2009) RCT	Propriozeptionstraining Startet nach kompletter Regeneration/ Zeitpunkt zu dem Sport wieder möglich war. 8 Wochen lang zusätzlich zum üblichen Training 3x/ Woche ins WarmUp integriert. Durchführung ohne Supervision, mit Balanceboard, Übungsblatt, ÜbungsDVD, und Internetinstruktion.	Kein zusätzliches Propriozeptionstraining nach konventioneller Behandlung des Inversionstraumas.	Baseline Fragebogen. Selbstbericht über Rezidivereignisse. Evaluiert mit Hilder Cox-Regression-Score	145 Rezidivereignisse: 22% in Inteventionsgruppe 33% in Kontrollgruppe Signifikant geringeres Rezidivrisiko in Interventionsgruppe mit p=0.05	p = 0.05
Kaminski et al. (2003) RCT	Propriozeptionstraining 6 Wochen lang, 3x / Woche	Zusatzgruppe 1 Kräftigungstraining Zusatzgruppe 2 Kräftigunga - und Propriozeptionstraining je 6 Wochen lang, 3x / Woche Kontrollgruppe keine Trainingsteilnahme	1. Isocinetics Dynamometer KinCom125 2. Functional Ankle Instability Questionnaire	Keine signifikanten Unterschiede bei p = 0.05 zwischen Interventions- und Kontrollgruppe im KinCom 125.	p = 0.05

(Tabelle 3.1)

Autor / Studiendesign	Interventions-gruppe (1)	Kontrollgruppe (2)/ Zusatzgruppe (3)	Messinstrument	Resultate	p-Wert
McHugh et al. (2007) Kohorten Studie Level of Evidence 2	Propriozeptionstraining 4 Wochen lang, 5x / Woche, 5 min pro Bein pro Tag		1. Selbstbericht über Inversionstraumen. 2. Body Mass Index (BMI)	Signifikante Verbesserung bei p = 0.01 Inzidenz bevor Behandlung 2.2 Ereignisse/1000 Spielstunden Inzidenz nach Behandlung 0,5 Ereignisse/ 1000 Spielstunden	p = 0.01
McKeon et al. (2008) RCT	Balance - Training 12 supervisierte Trainingseinheiten 4 Wochen lang, 3x / Woche 20 min.	kein Balancetraining	1. Selbstbericht über Rezidivereignisse. 2. FADI 3. FADI Sport Skala 4. COP 5. Time to bondary Test (TTB) 6. Star Excursion Balance Test (SEBT) 7. Accusway Plus Force Plate	Signifikante Verbesserung in - FADI +8,2% und FADI Sports Score +15,1% - TTB - SEBT (FADI = Functional Ankle Disability Index; TTB = Time-to-boundary; SEBT = Star Excursion Balance Test) p = 0.05	p = 0.05

(Tabelle 3.2)

Autor / Studiendesign	Interventionsgruppe (1)	Kontrollgruppe (2)/ Zusatzgruppe (3)	Messinstrument	Resultate	p-Wert
Mohammadi (2007) RCT Level of Evidence 1	Propriozeptionstraining 30 Minuten / Training Jedes Training während einer Saison mit vorgeschriebenen Variationen	Zusatzgruppe1 isometrische und dynamische Kräftigungsübungen der eventorischen Muskulatur Zusatzgruppe 2 Aircast - Schienen versorgung während des Trainings und der Spiele. Kontrollgruppe keine Behandlung	1. Selbstbericht über Rezidivereignisse. 2. Statistisch - ANOVA - Chi-Quadrant-Verteilung - Exakter Test nach Fischer	Rezidivrate nach Propriozeptionstraining 5% Rezidivrate nach Kräftigunstraining 20% Rezidivrate nach Orthesenversorgung 10% Rezidivrate nach keiner Intervention 40% p = 0.02	p = 0.02
Stasinopoulos (2004) RCT	Propriozeptionstraining 30 Minuten / Tag während eine Saison mit Balance Board.	Zusatzgruppe 1 Technisches Training für kritische Situationen, bes. springen und landen Kontrollgruppe Orthesen - Versorgung	Selbstbericht über Rezidivereignisse.	Rezidivhäufigkeit in der folgenden Saison nach technischem Training 12% (n=2) nach Propriozeptionstraining 18% (n=3) nach Orthesenversorgung 35% (n=6)	

(Tabelle 3.3)

Autor / Studiendesign	Interventions- gruppe (1)	Kontrollgruppe (2)/ Zusatzgruppe (3)	Messinstrument	Resultate	p-Wert
Verhagen et al. (2004) Prospective Controlled Study	Propriozeptionstraining 4x / Woche 14 Basisübungen und 4 vorgeschriebene Variationen mit Balance Board.	Kein zusätzliches Propriozeptionstraining zum üblichen Training.	1. Selbstbericht über Rezidivereignisse, gemessen in Anzahl pro 1000h Stunden Trainings-/Spielzeit. Evaluiert mit hilfe der Cox-Regression-Analysis 2. Fragebogen zur Trainings-/Spielzeit und individuellen Teilnahme.	Signifikante Unterschiede im relativen Rezidiv Risiko zwischen Interventions und Kontrollgruppe zugunsten der Interventionsgruppe	p = 0.05

(Tabelle 3.4)

4. Diskussion

Mit der vorliegenden Arbeit soll die Frage beantwortet werden, ob Propriozeptionstraining nach einem Inversionstrauma bei Sportlern eine Auswirkung auf die Rezidivrate hat. In die Literaturanalyse wurden 7 relevante Artikel aufgenommen, die nach eigenen Ein- und Ausschlusskriterien und durch ihre Relevanz für die Fragestellung ausgewählt wurden. Im Weiteren wurden Stärken und Schwächen der Studien extrahiert.

So konnte eine Einschätzung über die Aussagekraft und die Vergleichbarkeit für die Studien untereinander gegeben werden. Vorteile und Nachteile wurden abgewogen.

Abwägen der Nachteile innerhalb der Literaturauswahl

Nachteile von Studien wurden in einem niedrigen PEDro Wert (<5) erkannt (McKeon, et al., (2008), Kaminski, et al., (2003) > McHugh, et al., (2007) > Stasinopoulos, (2004);). Es wurde geschlussfolgert, dass durch die darin angewandte Methodik, die Resultate in ihrer Aussagekraft geringer gewertet werden sollten als jene Artikel, die eine hohe innere Validität aufwiesen.

Ebenfalls als Nachteil wurde innerhalb einer Studie der Vergleich zwischen einer geeigneten Behandlungsstrategie in der Interventionsgruppe zu keiner Behandlung in der Kontrollgruppe erachtet, wenn innerhalb der Studie das Resultat aus dem Vergleich der beiden Outcomes resultierte (Hupperets, et al., (2009); McKeon, (2008); Verhagen, et al., (2004)). Eine Verbesserung in der Sprunggelenksstabilität wurde in jeder Art von zusätzlichem Training vermutet, was im Vergleich zu keiner Behandlung immer einen Benefit bedeute. Ein kleiner Nachteil wird den geschlechterspezifischen Studien in Bezug auf die externe Validität nachgesagt, da gerade bei ligamentären Verletzungen Frauen anfälliger sind (Grass, et al., 2000). Um diesen Nachteil auszugleichen, wurde die Auswahl einer Studie, die nur Frauen untersuchte (Stasinopoulos, 2007.) mit der Auswahl einer Studie, die nur Männer untersuchte (Mohammadi, 2007.) kombiniert, um die externe Validität der vorliegenden Literaturanalyse zu erhöhen.

Vergleichbarkeit der Outcomes

Die in dieser Arbeit analysierte Literaturauswahl lag eine Stärke in der Vergleichbarkeit der Ergebnisse zugrunde, die alle auf die Rezidivrate von Inversionstraumata bezogen waren. Viele der relevanten Outcomes wurden in Rezidivanzahl pro 1000 Spielstunden angegeben. Alle Ergebnisse in der untersuchten Literatur hatten eine aussagekräftige Signifikanz bei einem durchschnittlichen p_{mean} von 0,038.

Generalisierbarkeit

Die hohe Generalisierbarkeit der vorliegenden Analyse ist in der Auswahl verschiedener Sportarten, vom Spitzensport zum Freizeitsport, begründet. Untersuchte Sportarten waren Volleyball (Stasinopoulos, 2007.), American Football (McHugh et al., 2007), Fußball (Mohammadi, 2007) und aktiver Freizeitsport, durch die Untersuchungen von Hupperets (2009), Kaminski, et al. (2003), McKeon et al., (2008) und Verhagen, et al., (2004). Ein ebenfalls hohes Potenzial für die Generalisierbarkeit liegt in der Menge an untersuchten Teilnehmer ($n_{mean}= 313$).

Übereinstimmung der Baseline

Die Ein- und Ausschlusskriterien wurden miteinander verglichen. Allen Studien war gemein, dass sie aktive Sportler untersuchten, die mindestens ein erlittenes Inversionstrauma berichten konnten. Allen war gleich, dass sie dadurch einen Nachteil auf Aktivitätsebene für mehr > 3 Tage ihren Sport nicht ausführen konnten und vom Training absehen mussten.

Übereinstimmung der Untersuchungsmethode

Die Behandlungsstrategien der einzelnen Interventionsgruppen aus allen Studien wurden verglichen. Allen war gleich, dass sie ein propriozeptionsförderndes Trainingsprogramm präsentierten oder eine gleichwertige Form von Balancetraining. Unterschiede wurden in der Gestaltung und dem zeitlichen Umfang der einzelnen Programme aufgedeckt. Die Trainingseinheiten wurden zumeist unter Supervision durchgeführt, außer bei Hupperets (2009), der die Wirkung eines selbst kontrollierten Heimtrainings untersuchte.

In den Kontroll- und Vergleichsgruppen zeigten sich einige Unterschiede. Hupperets, et al., (2009), McKeon, (2008), und Verhagen, et al., (2004) verglichen das Propriozeptiontraining mit keiner Behandlung innerhalb der Kontrollgruppen, während Kaminski, (2003), Mohammadi, (2007), Stasinopoulos, (2004) in mindestens einer Vergleichsgruppe eine andere Behandlungsstrategie anwendeten.

Es konnte in den Untersuchungen , deren Kontrollgruppen keine alternative Behandlungsstrategie verfolgten eine signifikante Verminderung der Rezidivrate in der Interventionsgruppe gemessen werden, und Propriozeptionstraining in seiner Wirksamkeit als geeignete Behandlungsstrategie zur Verhinderung eines Rezidivs bestätigt werden.

Dem entgegen konnte Kaminski (2003) in seinem Vergleich von Propriozeptionstraining mit Kräftigungstraining keinen signifikanten Unterschied in der Wirksamkeit der diskutierten Trainingsform feststellen. Die Wertung dieses Ergebnisses wird vor dem Hintergrund eines Studiendesigns betrachtet, das in der PEDro Bewertung nur 3 von 10 Punkten erhalten konnte.

Diese Aussage bekräftigte Stasinopoulos (2004), der im Rahmen eines schwachen Studiendesigns (1 von 10 Punkten auf der PEDro - Skala) die selbe Frage zu beantworten versuchte. Dennoch behauptete er, einen positiven Effekt einer aktiven Interventionsform, sei es Proprioceptionstraining oder Kräftigungstraining, im Vergleich zu einer passiven Orthesen - Versorgung entdeckt zu haben.

Mohammadi (2007) entkräftigte mit einem starken Studiendesign die Ergebnisse von Kaminski (2003) und Stasinopoulos (2004). Er kam zu der Aussage,dass die Rezidivhäufigkeit bei Propriozeptionstraining im Vergleich zu Kräftigungstraining signifikant tiefer liege.

Messinstrumente

Im Vergleich der Messinstrumente wurde in vielen Artikeln ein „Selbstbericht über Rezidivereignisse" gewählt. Nur Kaminski (2003) und McKeon (2008) wählten den FADI - Fragebogen.

Ein Nachteil bei den „Selbstberichten über Rezidvergeignisse" liegt in der qualitativen Bewertung der Rezidive, was bedeutet, dass deren Folgen auf Aktivitäts- und Partizipationsniveau, vor allem in Bezug auf das Ausüben der untersuchten Sportart, verborgen bleiben.

Um eine genauere Aussage über den Effekt von Propriozeptionstraining machen zu können, wäre ein Integrieren von Fragebögen, die neben quantitativen auch qualitative Aspekte berücksichtigten, wie zum Beispiel der FADI - Fragebogen, wie bei Kaminski, (2003), und McKeon, (2008), vonnöten.

Bewertung der Artikel

Die analysierten Artikel zeigen unterschiedliche Qualität im methodologischen Vorgehen (PEDro - Scores von 1 Punkt - 8 Punkten, bei eine durchschnittlichen Bewertung von 4,28 PEDro - Punkten). Wird von einem durchschnittlichen Score ausgegangen, zeigt sich eine geringe Qualität im Studienentwurf. Werden die Studien einzeln betrachtet, zeigt sich eine starke Untersuchungsstrategie in 3 Artikeln (Hupperets, et al., (2009), Mohammadi, (2007), Verhagen , et al. (2004)),   die zwischen 5 und 8 Punkten bewertet werden konnten. Einigkeit herrschte in den Outcomes dieser Studien, was aufgrund der hohen

Qualität des Studiendesigns leitend in der Bewertung gleicher Outcomes   qualitativ
schwächerer Studien deren Ergebnis aufwerten konnte.

Stärken und Schwächen in der vorliegenden Literaturanalyse
Während der Auswertung der Literatur für die vorliegende Arbeit, gelang es bereits
Stärken und Schwächen in dieser zu erkennen. In einer nächsten Analyse kann darauf
geachtet werden, nur Studien zu verwenden, die einen PEDro - Wert > 5 zeigen, um das
eigene Ergebnis mit höherer Qualität zu untermauern.
Es wurden nur Datenbanken befragt, die PEDro - Datenbank und die PUBmed -
Datenbank. Andere Datenbanken hätten eventuell weitere relevante Artikel aufgezeigt, die
das Ergebnis unterstützen können, oder mit kontroversem Outcome einer vielseitigeren
Diskussion beigetragen hätten.
Als Stärke in dieser Arbeit kann die Bandbreite an untersuchten Sportarten und die Anzahl
der darin untersuchten Teilnehmer gesehen werden. Es wurde zudem versucht, sehr
systematisch in der Methodik und der Auswertung der Artikel vorzugehen.

Insgesamt berichten fünf von sieben Studien über einen deutlichen Vorteil von
Propriozeptivem Training auf die Anzahl an Rezidivereignissen in den untersuchten
Zeiträumen. (Hupperets, et al., (2009), McHugh, et al. (2007), McKeon, et al. (2008),
Mohammadi (2007), Verhagen et al. (2004)). Innerhalb dieser Ergebnisse wurde
überwiegend mit einer starken methodologischen Vorgehensweise untersucht.

5. Konklusion

Die analysierte Literatur zeigte Einigkeit in der Behauptung, dass Propriozeptionstraining
nach Inversionstrauma bei aktiven Sportlern eine effektive Behandlungsstrategie darstellt
um die Rezidivrate zu senken. Vor allem im Vergleich zu keinen alternativen
Behandlungsmaßnahmen zeigte sich eine signifikante Verbesserung der Outcome
Parameter in den Interventionsgruppen. Es konnte auch gezeigt werden, dass durch
andere Interventionsformen wie Kräftigungstraining, ein funktioneller Nutzen erreicht
werden kann. Die zugrunde liegenden Untersuchungen zeigen aber keine vergleichbare
Qualität wodurch deren Ergebnis einen geringen Stellenwert einnehmen kann. Weitere gut
designte Studien, die ein Propriozeptionstraining mit anderen Behandlungsmöglichkeiten

vergleichen, sind notwendig, um die in dieser Arbeit untersuchte Frage hinreichend zu beantworten.

Dennoch kann behauptet werden, dass Propriozeptionstraining nach einem Inversiontrauma bei Sportlern die Rezidivrate im Vergleich zu den hier analysierten Behandlungsalternativen signifikant senkt und als geeignete Behandlungsstrategie angewendet werden kann.

6. Bibliographie

Zeitschriften

1. Alt, W., Gollhofer, A. & Lohrer, H.(2006). Externe Stabilisierungshilfen für das Sprunggelenk. *Orthopädieschuhtechnik 11, 2006*.

2. Grass, R., Herzmann, K., Biewener, A. & Zwipp, H. (2000). Verletzung der unteren tibiofibularen Syndesmose. *Der Unfallchirurg*. 103, 520-532.

3. Hupperets, M. D. W., Verhagen, E. a L. M., & Mechelen, W. V. (2009). Effect of unsupervised home based proprioceptive training on recurrences of ankle sprain: randomised controlled trial. *British Medical Journal*, 339(jul09 1), b2684-b2684.

4. Kaminski, T. W. (2003). Effect of strength and proprioception training on eversion to inversion strength ratios in subjects with unilateral functional ankle instability * Commentary. *British Journal of Sports Medicine*, 37(5), 410-415.

5. Lohrer, S. (2000). Verletzungen am lateralen Kapselbandapparat des. *Deutsche Zeitschrift Für Sportmedizin*, 51(6), 196-203.

6. McHugh, M. P., Tyler, T. F., Mirabella, M. R., Mullaney, M. J., & Nicholas, S. J. (2007). The effectiveness of a balance training intervention in reducing the incidence of noncontact ankle sprains in high school football players. *The American journal of sports medicine*, 35(8), 1289-94.

7. McKeon, P. O., Ingersoll, C. D., Kerrigan, D. C., Saliba, E., Bennett, B. C., & Hertel, J. (2008). Balance training improves function and postural control in those with chronic ankle instability. *Medicine and science in sports and exercise*, 40(10), 1810-9.

8. Mohammadi, F. (2007). Comparison of 3 preventive methods to reduce the recurrence of ankle inversion sprains in male soccer players. *The American journal of sports medicine*, 35(6), 922-6.

9. Schwitalle, M. (2010). Überlastungen und Verletzungen beim Volleyball. *Medical Sports Network*, 6(10), 36-39.

10. Stasinopoulos, D. (2004). Comparison of three preventive methods in order to reduce the incidence of ankle inversion sprains among female volleyball players. *British Journal of Sports Medicine*, 38(2), 182-185.

11. Verhagen, E., van der Beek, A., Twisk, J., Bouter, L., Bahr, R., & van Mechelen, W. (2004). The effect of a proprioceptive balance board training program for the prevention of ankle sprains: a prospective controlled trial. *The American journal of sports medicine*, 32(6), 1385-93.

Buchtitel

12. Cochrane van, G.   (1988). *Orthopädische Biomechanik*. Stuttgart: Ferdinand Enke Verlag.

13. Schünke, M., Schulte, E., Schumacher. U., Markus, V. & Wesker, K. (2005). Prometheus. *Allgemeine Anatomie und Bewegungssystem*. Stuttgart, New York: Georg Thieme Verlag.

Quelle der Abbildungen

14. Schünke, M., Schulte, E., Schumacher. U., Markus, V. & Wesker, K. (2005). Prometheus. *Allgemeine Anatomie und Bewegungssystem*. Stuttgart, New York: Georg Thieme Verlag. S. 410-411.